BEI GRIN MACHT SICH IHR WISSEN BEZAHLT

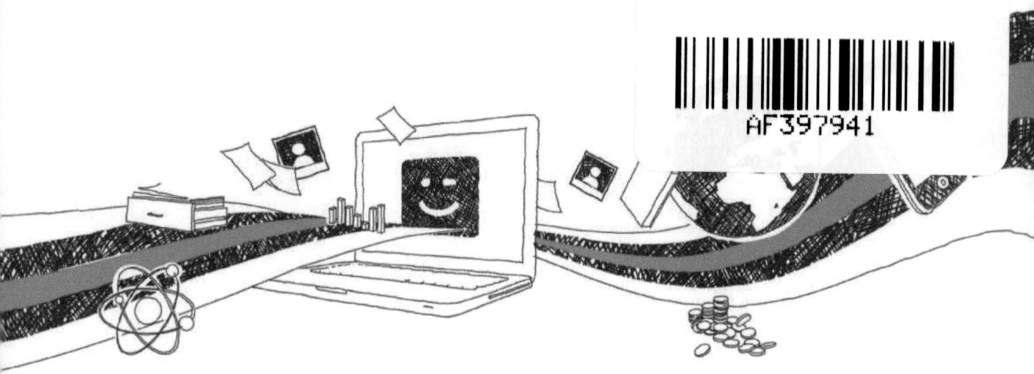

- Wir veröffentlichen Ihre Hausarbeit, Bachelor- und Masterarbeit

- Ihr eigenes eBook und Buch - weltweit in allen wichtigen Shops

- Verdienen Sie an jedem Verkauf

Jetzt bei www.GRIN.com hochladen und kostenlos publizieren

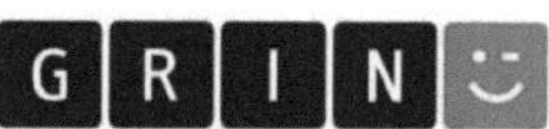

Optimierung der Schwangerschaftsbetreuung durch eHealth. Die Vorteile der 'SchwangerPlus'-App

Alexander Zimmerer

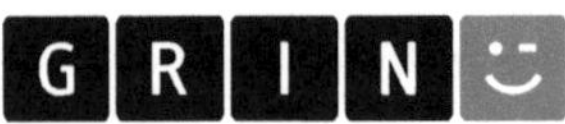

Bibliografische Information der Deutschen Nationalbibliothek:

Die Deutsche Nationalbibliothek verzeichnet diese Publikation in der Deutschen Nationalbibliografie; detaillierte bibliografische Daten sind im Internet über http://dnb.d-nb.de abrufbar.

ISBN: 9783963568213
Dieses Buch ist auch als E-Book erhältlich.

Das Buch bei GRIN: https://www.grin.com/document/1453616

Hausarbeit

SchwangerPlus: Schwangerschaftsbegleitung mittels eHealth-Technologie

Modul: eHealth und Telemedizin

Studiengang: Executive Master of Business Administration für Ärztinnen und Ärzte (MBAÄ)

Alternative B

INHALT

ABKÜRZUNGSVERZEICHNIS

BfArM	Das Bundesinstitut für Arzneimittel und Medizinprodukte
BfDI	Bundesbeauftragten für den Datenschutz und die Informationsfreiheit
BSI	Bundesamt für Sicherheit in der Informationstechnik
DiGA	Digitale Gesundheitsanwendung
DSGVO	Datenschutz-Grundverordnung Digitalen
DVG	Digitales Versorgungsgesetz
DVPMG	Digitales Versorgungs und Pflege Modernisierungsgesetz
EBM	Einheitlicher Bewertungsmaßstab
ePA	elektronischen Patientenakte
GKV	Gesetzlichekrankenversicherung
MPG	Medizinproduktegesetz
PRO	Patient Related Outcomes
SEO	Search Engine Optimization
SGB V	Fünftes Buch des Sozialgesetzbuches
z.B.	zum Beispiel

1. EINLEITUNG

1.1. HINTERGRUND UND RELEVANZ VON EHEALTH IN DER SCHWANGERSCHAFTSBETREUUNG

Die Digitalisierung des Gesundheitswesens hat in den letzten Jahren zunehmend an Bedeutung gewonnen (Statista 2015). eHealth-Anwendungen, die Informations- und Kommunikationstechnologien für die Gesundheit nutzen, bieten innovative Lösungen zur Verbesserung der medizinischen Versorgung und Gesundheitsüberwachung. Insbesondere im Bereich der Schwangerschaftsbetreuung eröffnen sie neue Perspektiven, um werdende Mütter und ihre Partner*innen umfassend zu unterstützen (Kraschnewski et al. 2014). Während der Schwangerschaft steigt bei Frauen der Bedarf an spezifischen Informationen zur Schwangerschaft erheblich, den sie häufig durch die Nutzung von mobilen Anwendungen oder Internetrecherchen zu befriedigen suchen (Rodger et al. 2013; O'Higgins et al. 2014). Angesichts dieses wachsenden Informationsbedarfs und der zunehmenden Erwartungen an die Kommunikationstechnologien wird das Potential digitaler Gesundheits- und mobiler Gesundheitslösungen im täglichen Klinikbetrieb immer wichtiger. Die Vermittlung von Gesundheitswissen und das Bereitstellen relevanter Informationen sind zentrale Aspekte, doch ebenso wichtig ist der Austausch von Erfahrungen unter den Nutzern dieser eHealth-Angebote. Darüber hinaus bieten digitale Anwendungen die Möglichkeit, Patienteneinschätzungen, sogenannte Patient Reported Outcomes, systematisch zu erfassen und zu analysieren (Shelton et al. 2021).

Die "SchwangerPlus"-App repräsentiert daher einen solchen innovativen Ansatz, der darauf abzielt, Schwangere und ihre Partner*innen vom ersten Tag der Schwangerschaft bis zur Zeit nach der Geburt zu informieren und zu unterstützen. Angesichts der besonderen Anforderungen und Bedürfnisse während der Schwangerschaft, wie z.B. der kontinuierlichen Gesundheitsüberwachung und der Bereitstellung spezifischer Informationen, spielt die Integration von eHealth-Technologien eine entscheidende Rolle bei der Optimierung der Betreuung und Unterstützung.

1.2.   Zielsetzung und Aufbau der Arbeit

Die "SchwangerPlus"-App zielt darauf ab, eine umfassende Plattform zu bieten, die nicht nur informiert, sondern auch aktiv zur Gesundheitsüberwachung und zum Wohlbefinden während der Schwangerschaft beiträgt. Durch die Bereitstellung personalisierter Informationen, die Möglichkeit zur Datenaufzeichnung und -analyse sowie die Einbindung von medizinischem Fachpersonal soll die App eine Brücke zwischen werdenden Eltern und Gesundheitsdienstleistern schlagen. Die Zielsetzung umfasst die Stärkung der Eigenverantwortung und Selbstfürsorge der Schwangeren, die Verbesserung der Kommunikation mit Ärzt*innen und Hebammen sowie die Förderung eines gesunden Schwangerschaftsverlaufs. Der Nutzen erstreckt sich somit von der individuellen Unterstützung bis hin zur Optimierung der gesamten Schwangerschaftsbetreuung.

Diese Arbeit gliedert sich in mehrere Hauptkapitel, die zusammen ein umfassendes Bild der Chancen und Herausforderungen sowie der Umsetzungsmöglichkeiten der "SchwangerPlus"-App zeichnen. Nach dieser Einleitung folgt eine detaillierte Betrachtung der Vorteile, die sich für Schwangere und ihre Partner*innen durch die Nutzung der App ergeben können. Anschließend werden potenzielle Risiken und Herausforderungen diskutiert, gefolgt von einer Analyse der Integration von Ärzt*innen und Hebammen in das Konzept der App. Weitere Kapitel widmen sich den technischen und rechtlichen Anforderungen, den Marketing- und Monetarisierungsstrategien sowie einem Ausblick auf zukünftige Entwicklungen. Die Arbeit schließt mit einem Fazit, das die wichtigsten Erkenntnisse zusammenfasst und den Beitrag der "SchwangerPlus"-App zur Verbesserung der Schwangerschaftsbetreuung reflektiert.

2. Vorteile der „SchwangerPlus"-App

2.1. Informationszugang und Wissensvermittlung

Die "SchwangerPlus"-App soll einen umfassenden Zugang zu verlässlichen und aktuellen Informationen rund um die Schwangerschaft bieten. Die Bereitstellung evidenzbasierter Inhalte, die von medizinischen Fachkräften überprüft wurden, unterstützt Nutzer*innen dabei, informierte Entscheidungen über ihre Gesundheit und die ihres ungeborenen Kindes zu treffen. Diese Funktion adressiert das Bedürfnis nach qualitätsgesicherter Information, das in der Literatur als kritischer Faktor für die Gesundheitskompetenz von Schwangeren identifiziert wurde. (Smith et al. 2020)

Ein weiterer Aspekt der Wissensvermittlung durch die App ist die Personalisierung der Inhalte basierend auf dem Schwangerschaftsstadium, gesundheitlichen Besonderheiten und individuellen Interessen der Nutzer*innen. Die Möglichkeit, individuell relevante Informationen zu filtern und zu erhalten, steigert die Effektivität der Wissensaufnahme und -anwendung (Lupton 2013; World Health Organization 2011).

2.2. Persönliche Gesundheitsüberwachung und Datenmanagement

Die "SchwangerPlus"-App ermöglicht es Nutzer*innen, persönliche Gesundheitsdaten wie Gewicht, Blutdruck oder Blutzuckerwerte zu erfassen und zu verwalten. Diese Funktion fördert ein proaktives Gesundheitsmanagement und ermöglicht es, Trends und potenzielle Risiken frühzeitig zu erkennen. Die kontinuierliche Überwachung und Dokumentation gesundheitlicher Parameter kann in der pränatalen Betreuung entscheidend sein, um den Verlauf der Schwangerschaft optimal zu unterstützen (Nissen et al. 2023).

Darüber hinaus unterstützt das Datenmanagement der App eine nahtlose Kommunikation mit Gesundheitsdienstleistern, indem es ermöglicht wird, wichtige Gesundheitsinformationen effizient zu teilen. Dieser integrierte Ansatz kann die Qualität der Versorgung verbessern und die Grundlage für eine individuell abgestimmte Betreuung legen (Fiordelli et al. 2013; Klasnja und Pratt 2012).

2.3. Stärkung der Patientenautonomie und Entscheidungsfindung

Durch die Bereitstellung zielgerichteter Informationen und Werkzeuge zur Selbstüberwachung stärkt die "SchwangerPlus"-App die Autonomie der Nutzer*innen im Management ihrer Schwangerschaft. Die Fähigkeit, eigenständig Informationen zu recherchieren und Gesundheitsdaten zu überwachen, fördert ein Gefühl der Kontrolle und Kompetenz, welches für die Entscheidungsfindung während der Schwangerschaft essentiell ist.

Die App trägt dazu bei, dass Schwangere und ihre Partner*innen besser über mögliche Optionen und Entscheidungen informiert sind, was eine partizipative Entscheidungsfindung ermöglicht. Dieser Ansatz wird in der Literatur als Schlüsselkomponente für eine patientenzentrierte Versorgung betrachtet und ist mit höherer Zufriedenheit und besseren Gesundheitsergebnissen verbunden. (O'Connor et al. 2009)

2.4. Einbindung und Unterstützung der Partner*innen

Die "SchwangerPlus"-App erkennt die wichtige Rolle von Partner*innen im Schwangerschaftsprozess an und bietet speziell auf sie zugeschnittene Inhalte und Funktionen. Diese Unterstützung reicht von Informationen über die Schwangerschaftsentwicklung bis hin zu Ratschlägen, wie sie ihre Partnerin am besten unterstützen können. Die Einbindung der Partner*innen ist entscheidend für die Förderung einer unterstützenden Umgebung und kann sich positiv auf das Wohlbefinden der Schwangeren und den Ausgang der Schwangerschaft auswirken (May et al. 2014; Alipour et al. 2020).

3. Risiken und Datenschutzmanagement in der „SchwangerPlus"-App

Die Einführung einer eHealth-Anwendung wie "SchwangerPlus" erfordert eine sorgfältige Auseinandersetzung mit potenziellen Risiken, insbesondere in Bezug auf den Datenschutz und die Sicherheit der Nutzerdaten. Der Schutz sensibler Gesundheitsinformationen ist nicht nur eine ethische Verpflichtung, sondern auch eine rechtliche Anforderung, die durch nationale und internationale Gesetze und Verordnungen wie die Datenschutz-Grundverordnung (DSGVO) in der Europäischen Union geregelt wird (Das europäische Parlament 2016b; Jörlemann 2000). In diesem Kapitel werden die Herausforderungen und Strategien zum Datenschutzmanagement in der "SchwangerPlus"-App detailliert beschrieben.

3.1. HERAUSFORDERUNGEN BEIM DATENSCHUTZ

Die Hauptbedenken hinsichtlich des Datenschutzes in eHealth-Anwendungen wie "SchwangerPlus" beziehen sich auf die potenzielle Gefahr von Datenschutzverletzungen, die unautorisierte Offenlegung von persönlichen Gesundheitsdaten und den Missbrauch dieser Informationen. Diese Bedenken sind besonders gravierend, da es sich bei den Daten um hochsensible Informationen handelt, deren Schutz für das Vertrauen der Nutzer*innen in die App entscheidend ist. Datenschutzverletzungen können nicht nur zu persönlichem Leid führen, sondern ziehen auch rechtliche Konsequenzen nach sich und können das Vertrauen in digitale Gesundheitslösungen untergraben. Daher zählt die Gewährleistung von Datenschutz und Datensicherheit zu den größten Herausforderungen für eHealth-Anwendungen. Mit der Zunahme von Cyberangriffen und Datenschutzverletzungen müssen Entwickler von Gesundheits-Apps strenge Sicherheitsprotokolle implementieren, um die sensiblen Daten ihrer Nutzer zu schützen. Laut einer Studie von Luxton et al. besteht ein dringender Bedarf an Datenschutz-konformer Standardisierung, um die Sicherheit von mHealth-Daten zu gewährleisten (Luxton et al. 2012).

Die Verbreitung von Fehlinformationen und das Risiko einer übermäßigen Überwachung sind weitere Bedenken in der digitalen Gesundheitskommunikation. Eine Studie von Paton et al. hebt hervor, wie Selbstüberwachung und soziale

Medien zur Patientenselbstversorgung beitragen können, warnt jedoch vor den Gefahren der Fehlinformation durch nicht verifizierte Quellen (Paton et al. 2012).

Der Umgang mit gesundheitlicher Unsicherheit und Angst ist besonders relevant für Schwangerschafts-Apps, da diese Zustände die Erfahrungen von Schwangeren erheblich beeinflussen können. Carpenter zeigt in seiner Meta-Analyse die Effektivität des Health Belief Models in der Vorhersage von Gesundheitsverhalten und betonen die Bedeutung des Verständnisses und der Adressierung von Ängsten und Unsicherheiten (Carpenter 2010).

3.2.   GESETZLICHE DATENSCHUTZVORGABEN

Die DSGVO setzt strenge Richtlinien für die Verarbeitung personenbezogener Daten innerhalb der EU und betrifft damit direkt die "SchwangerPlus"-App. Kernanforderungen der DSGVO sind die Prinzipien der Datenminimierung, Zweckbindung, Transparenz, Integrität und Vertraulichkeit (Das europäische Parlament 2016b). Diese Vorschriften verlangen, dass die App-Betreiber die Einwilligung der Nutzer*innen für die Datenverarbeitung einholen, den Zweck der Datenerhebung klar definieren und umfassende Maßnahmen zum Schutz der Daten vor unbefugtem Zugriff implementieren. Weitere Ausführungen die rechtlichen Datenschutz-Bestimmungen betreffend folgen in Kapitel 5.2.

3.3.   IMPLEMENTIERUNG VON DATENSCHUTZMAßNAHMEN

Um den Anforderungen des Datenschutzes gerecht zu werden, muss die "SchwangerPlus"-App verschiedene technische und organisatorische Maßnahmen umsetzen. Zu den technischen Maßnahmen gehören die Verschlüsselung von Datenübertragungen, die sichere Speicherung von Daten und die Implementierung von Zugriffskontrollen, um sicherzustellen, dass nur autorisiertes Personal Zugang zu sensiblen Daten hat. Organisatorische Maßnahmen umfassen die Schulung der Mitarbeiter*innen in Datenschutzpraktiken, die Entwicklung von Richtlinien für den Datenschutz und die regelmäßige Überprüfung der Datenschutzmaßnahmen.

Zur Risikominimierung und zum Schutz der Nutzerinnen sind mehrschichtige Strategien erforderlich. Eine wichtige Maßnahme ist die Entwicklung von Apps im Einklang mit den Prinzipien des Privacy by Design, die sicherstellen, dass

Datenschutz und Datensicherheit von Anfang an in die Produktentwicklung integriert werden. So ist z.B. darauf zu achten, dass die App PIN geschützt ist, um Missbruach zu vermeiden. Ebenso ist die kontinuierliche Aufklärung der Nutzer*innen über den verantwortungsvollen Umgang mit ihren Daten und die kritische Bewertung von Gesundheitsinformationen von entscheidender Bedeutung. Die Implementierung von Benutzerkontrollen, die den Nutzern mehr Autonomie über ihre Daten geben, kann ebenfalls dazu beitragen, das Vertrauen in die App zu stärken

Der Datenschutz in der "SchwangerPlus"-App ist kein einmaliges Unterfangen, sondern ein kontinuierlicher Prozess, der regelmäßige Überprüfungen und Anpassungen erfordert. Angesichts der sich ständig weiterentwickelnden Technologien und der sich ändernden rechtlichen Rahmenbedingungen müssen die Datenschutzpraktiken regelmäßig evaluiert und aktualisiert werden, um den Schutz der Nutzerdaten dauerhaft zu gewährleisten.

4. Einbindung von Fachpersonal und Nutzerinteraktion

Die Einbindung von Ärzt*innen und Hebammen in die "SchwangerPlus"-App kann die Qualität der Schwangerschaftsbetreuung erheblich verbessern. Durch direkten Zugang zu relevanten Daten können medizinische Fachkräfte den Gesundheitszustand der Schwangeren besser überwachen und bei Bedarf zeitnah intervenieren. Darüber hinaus ermöglicht die App eine kontinuierliche Betreuung, indem sie Schwangeren ermöglicht, Fragen zu stellen und Unterstützung zu erhalten, auch außerhalb regulärer Sprechzeiten.

4.1. Vorteile der Einbindung von Fachpersonal

Die Integration von Fachpersonal in die "SchwangerPlus"-App bietet umfassende Vorteile, die die Betreuung während der Schwangerschaft und das Nutzererlebnis signifikant verbessern. Die direkte Verfügbarkeit von Expertenberatung über die App gewährt schwangeren Frauen schnellen Zugang zu medizinischem Fachwissen, was besonders bei dringenden Anliegen wertvoll ist. Personalisierte Gesundheitspläne und Empfehlungen, basierend auf den individuellen Bedürfnissen und Gesundheitszuständen der Nutzerinnen, ermöglichen eine zielgerichtete und effiziente Betreuung. Die kontinuierliche Überwachung durch Fachpersonal unterstützt nicht nur das Wohlbefinden der Schwangeren, sondern stärkt auch das Vertrauen in digitale Gesundheitsdienste. Zudem fördert die App die Zusammenarbeit zwischen verschiedenen Gesundheitsdienstleistern durch den einfachen Austausch von Informationen, was die Betreuung koordiniert und effizienter macht. Die Bereitstellung verlässlicher, geprüfter Informationen durch Ärzte, Hebammen und weitere Experten minimiert das Risiko von Fehlinformationen und unterstützt eine evidenzbasierte Versorgung. Die Möglichkeit, Patient Reported Outcomes systematisch zu sammeln und zu analysieren, liefert wertvolle Erkenntnisse für die fortlaufende Optimierung der App und trägt aber auch zur Verbesserung der Schwangerschaftsbetreuung und Beantwortung relevanter Forschungsfragen bei (Solomon et al. 2022; Altmann et al. 2022).

4.2. HERAUSFORDERUNGEN UND NACHTEILE BEI DER INTEGRATION

Die Integration von Fachpersonal in die "SchwangerPlus"-App birgt neben den offensichtlichen Vorteilen auch eine Reihe von Herausforderungen und potenziellen Nachteilen. Einer der Hauptbedenken ist der Datenschutz und die Datensicherheit. Da die Einbindung von Fachpersonal den Austausch sensibler Gesundheitsinformationen zwischen Patientinnen und Gesundheitsdienstleistern über die App erfordert, können sich ernsthafte Bedenken hinsichtlich der Sicherheit dieser Daten ergeben. Es ist von entscheidender Bedeutung, dass die App strengen gesetzlichen Datenschutzstandards entspricht, um das Vertrauen der Nutzer zu gewährleisten (Lee et al. 2023).

Die Integration von Fachpersonal in digitale Gesundheitsanwendungen kann zu einer Reihe von Herausforderungen führen, darunter erhöhte Komplexität, zusätzliche Kosten, potenzielle Überlastung des Personals, Akzeptanzprobleme sowie die Gefahr einer reduzierten Qualität der persönlichen Betreuung. Entwicklungs- und Implementierungskosten für spezifische Schnittstellen sowie Schulungen für medizinisches Personal können insbesondere für kleinere Einrichtungen eine finanzielle Belastung darstellen. Zudem könnte die Erwartung, ständig über die App erreichbar zu sein, das Fachpersonal überfordern und die Betreuungsqualität beeinträchtigen. Widerstände gegenüber der Nutzung digitaler Tools aufgrund von technischer Skepsis oder Befürchtungen hinsichtlich der Beeinträchtigung der Arzt-Patienten-Beziehung könnten ebenfalls auftreten. Eine zu starke Abhängigkeit von digitalen Kommunikationswegen birgt zudem das Risiko, wichtige Gesundheitsinformationen zu übersehen, die in direkten Gesprächen leichter identifiziert werden könnten. Ohne angemessene Kontrollmechanismen besteht außerdem die Gefahr inkonsistenter Beratungen, was das Vertrauen in die App untergraben könnte. Um diese Risiken zu minimieren, ist die Entwicklung umfassender Strategien zur Risikobewertung und -minderung erforderlich, die Datenschutz, die Schulung des Fachpersonals, klare Kommunikationsrichtlinien und ein ausgewogenes Verhältnis zwischen digitalen und persönlichen Betreuungsangeboten berücksichtigen.

4.3.   UMSETZUNG EINER EFFEKTIVEN ARZT-PATIENTEN KOMMUNIKATION

Die erfolgreiche Einführung der Arzt-Patienten-Kommunikation über die "SchwangerPlus"-App setzt die sorgfältige Implementierung verschiedener Schlüsselelemente voraus, um eine nutzerfreundliche, sichere und effektive Plattform zu schaffen. Eine intuitive Benutzeroberfläche erleichtert den Zugang und die Bedienung für Nutzerinnen und Fachpersonal, während sichere Messaging-Funktionen und die Option für Videoberatungen eine vertrauliche und persönliche Kommunikation ermöglichen, besonders bei komplexen Fragen. Eine umfangreiche, medizinisch geprüfte Informationsbibliothek unterstützt Patientinnen dabei, eigenständig relevante Informationen zu finden und fördert so ihr Engagement und Verständnis für die eigene Gesundheitsversorgung. Automatisierte Erinnerungen helfen, das Gesundheitsmanagement zu optimieren, und Feedbacksysteme tragen zur stetigen Verbesserung der App bei. Die Schulung des Fachpersonals sichert eine qualitativ hochwertige Betreuung, und die Einhaltung von Datenschutzstandards schützt sensible Daten (Jörlemann 2000). Die Integration der App in bestehende Gesundheitssysteme erleichtert eine koordinierte Versorgung. Insgesamt ebnet die "SchwangerPlus"-App durch diese umfassenden Maßnahmen den Weg für eine verbesserte, patientenzentrierte Schwangerschaftsbetreuung.

5. TECHNISCHE UND RECHTLICHE ANFORDERUNGEN AN „SCHWANGERPLUS"

Die Entwicklung einer eHealth-Anwendung wie "SchwangerPlus" erfordert nicht nur ein tiefes Verständnis der Bedürfnisse der Nutzer*innen, sondern auch eine sorgfältige Berücksichtigung technischer und rechtlicher Anforderungen. Diese sind entscheidend, um sowohl eine hohe Nutzer*innenzufriedenheit zu gewährleisten als auch die Einhaltung relevanter Gesetze und Vorschriften sicherzustellen.

5.1. FUNKTIONALITÄT UND NUTZER*INNENFREUNDLICHKEIT

Die Entwicklung einer umfassenden Gesundheitsapp wie "SchwangerPlus" erfordert eine tiefgreifende Auseinandersetzung mit den vielfältigen Bedürfnissen schwangerer Frauen und ihrer Partnerinnen. Ziel ist es, eine Plattform zu schaffen, die nicht nur informiert und unterstützt, sondern auch aktiv zur Gesundheitsvorsorge beiträgt. Die Integration von aktuellen, wissenschaftlich fundierten Informationen über Schwangerschaftsverläufe, Ernährungsempfehlungen, körperliche Übungen und psychische Gesundheit ist dabei essenziell. Quellen wie die Leitlinien der World Health Organization (WHO) zu Schwangerschaft und Geburtshilfe bieten hierfür eine solide Basis (World Health Organization 2016).

Eine Schlüsselfunktion der App ist die Möglichkeit zur Gesundheitsüberwachung. Dies umfasst Tools zur Verfolgung wichtiger Gesundheitsparameter wie Blutdruck, Blutzucker und Gewicht, die laut Studien einen erheblichen Einfluss auf die Schwangerschaft und den Geburtsverlauf haben können (ACOG Practice Bulletin No. 202: Gestational Hypertension and Preeclampsia 2019). Des Weiteren ermöglichen Features wie Tagebücher für körperliche und emotionale Befindlichkeiten den Nutzerinnen, ihre Erfahrungen und Fortschritte festzuhalten und zu reflektieren.

Die Benutzerfreundlichkeit der App ist für die Akzeptanz und regelmäßige Nutzung entscheidend. Eine intuitive Benutzeroberfläche, die auf den Prinzipien des User-Centered Designs basiert, stellt sicher, dass Nutzerinnen unabhängig von ihrem technischen Verständnis oder Erfahrungsstand die App effektiv nutzen können

(Nielsen 2009). Dies beinhaltet eine klare und einfache Navigation, zugängliche Informationen und die Vermeidung von technischem Jargon.

Personalisierungsoptionen spielen eine zentrale Rolle in der Nutzererfahrung. Individuelle Schwangerschaftspläne, die auf dem voraussichtlichen Geburtstermin, gesundheitlichen Besonderheiten und persönlichen Präferenzen basieren, können Frauen dabei unterstützen, ihre Schwangerschaft optimal zu gestalten. Die Integration von Erinnerungsfunktionen für wichtige Termine, Untersuchungen und Medikamenteneinnahmen fördert zudem die Einhaltung medizinischer Empfehlungen und kann daher zur Gesundheit von Mutter und Kind bei tragen (Liu et al. 2023).

5.2.   TECHNISCHE SICHERHEITSMERKMALE UND DATENSCHUTZ

Angesichts der Sensibilität der verarbeiteten Daten muss "SchwangerPlus" höchste Standards in Bezug auf technische Sicherheit und Datenschutz erfüllen. Dies umfasst die Implementierung verschlüsselter Datenübertragungen, sichere Speicherlösungen und regelmäßige Sicherheitsüberprüfungen, um Schwachstellen vorzubeugen. Die Datenverarbeitung wird hauptsächlich durch die DSGVO geregelt (Das europäische Parlament 2016b). Soll die „SchwangerPlus" App als digitale Gesundheitsanwendung (DiGA) beantragt und zugelassen werden, so werden die Datenschutzverordnungen durch spezifische Beschränkungen der Digitale-Gesundheitsanwendungen-Verordnung (DiGAV), wie geografische Beschränkungen und das Verbot von Werbung ergänzt. Das Digitale Versorgung und Pflege – Modernisierungs-Gesetz (DVPMG) bestimmt, dass Datenschutzanforderungen für DiGA vom Bundesbeauftragten für den Datenschutz und die Informationsfreiheit (BfDI), dem Bundesinstitut für Arzneimittel und Medizinprodukte (BfArM) und dem Bundesamt für Sicherheit in der Informationstechnik (BSI) festgelegt werden. Ab April 2023 ist für DiGA-Anträge die Vorlage eines Datenschutzzertifikats erforderlich. Hersteller müssen zudem Informationssicherheit nach aktuellem Technikstand gewährleisten und ab Januar 2023 ein entsprechendes Zertifikat des BSI vorlegen. Dies beinhaltet unter anderem die Durchführung von Penetrationstests und die Implementierung eines Informationssicherheitsmanagementsystems, um die Anforderungen an Datenschutz und Informationssicherheit zu erfüllen.

Die Einhaltung bestehender eHealth-Gesetze und -Vorschriften ist für "SchwangerPlus" unerlässlich, um rechtliche Risiken zu vermeiden und die Anerkennung im Gesundheitssektor zu fördern. Dies beinhaltet die Berücksichtigung von Vorschriften zur medizinischen Zertifizierung, falls die App Funktionen bietet, die als medizinisches Gerät klassifiziert werden könnten. Die Zusammenarbeit mit Rechtsexpert*innen und die regelmäßige Überprüfung der Compliance sind wichtige Schritte, um den sich ständig ändernden rechtlichen Anforderungen gerecht zu werden.

Mit dem Digitalen Versorgungsgesetzes (DVG) und DVPMG hat Deutschland einen rechtlichen Rahmen geschaffen, der Gesundheitsapps im Rahmen von DiGAs als reguläre Leistungen der gesetzlichen Krankenversicherung (GKV) definiert und etabliert. Diese Anwendungen können, nachdem sie ein beschleunigtes Prüfverfahren beim BfArM erfolgreich durchlaufen haben und im DiGA-Verzeichnis gelistet sind, von Ärzten und Psychotherapeuten zu Lasten der GKV verschrieben werden. Nach der Einführung von §33a im Fünften Buch des Sozialgesetzbuches (SGB V) haben Versicherte nun Anspruch auf Versorgung mit digitalen Gesundheitsanwendungen. Dieser gesetzliche Anspruch erweitert das Spektrum der medizinischen Versorgung und integriert digitale Lösungen fest in das deutsche Gesundheitssystem.

Das Fast-Track-Verfahren zielt darauf ab, das Innovationspotenzial digitaler Gesundheitsanwendungen zu fördern und deren Vorteile für die Gesundheitsversorgung nutzbar zu machen (BfArM 2020). Ein wesentlicher Aspekt dabei ist der niedrigschwellige Zugang zu Versorgungsleistungen unabhängig von Zeit und Ort, die Einbeziehung der Patienten in die Behandlung und Kontrolle ihrer Krankheiten sowie die Verbesserung der Kommunikation und Koordination zwischen den Gesundheitsberufen.

Das zwischen 2019 und 2021 entwickelte Regelwerk schafft eine Verbindung zwischen technologischen Entwicklungen, gesellschaftlichen Anforderungen und den bestehenden Prinzipien der GKV. Es eröffnet neue Leistungsbereiche und bietet Lösungen für die damit verbundenen Herausforderungen, wobei es auch Perspektiven für zukünftige Entwicklungen aufzeigt. Dies betrifft den Einsatz digitaler Anwendungen in Bereichen wie der medizinischen Rehabilitation oder

Pflege und die Integration von DiGA mit anderen digitalen Diensten wie dem E-Rezept oder der elektronischen Patientenakte (ePA). In Kombination können diese digitalen Lösungen zu umfassenden, digital unterstützten Versorgungsprozessen führen, die die Gesundheitsversorgung insgesamt verbessern.

Allerdings muss bei der Beantragung einer DiGA berücksichtig werden, dass diese Medizinprodukten niedriger Risikoklassen zugeordnet werden und somit dem Medizinproduktegesetz (MPG) Bunterliegen. Für das Inverkehrbringen von MPG-Apps ist gemäß § 19 MPG eine klinische Bewertung erforderlich, die dem Schutz von Anwendern und Dritten dient. Diese Bewertung muss die Eignung des Medizinprodukts für den vorgesehenen Verwendungszweck durch klinische Daten nachweisen, die gemäß § 3 Nr. 25 MPG Sicherheits- oder Leistungsangaben aus der Nutzung des Produkts umfassen.

5.4.   BARRIEREFREIHEIT UND INKLUSION

Für die Entwicklung der "SchwangerPlus"-App ist die Berücksichtigung von Barrierefreiheit und Inklusion entscheidend, um allen Nutzern, unabhängig von physischen oder kognitiven Einschränkungen, einen gleichberechtigten Zugang und eine optimale Nutzererfahrung zu gewährleisten. Dies erfordert eine durchdachte Integration technischer und gestalterischer Elemente wie eine visuell zugängliche Gestaltung, intuitive Navigation, Unterstützung für externe Hilfsmittel sowie die Implementierung von Untertiteln und Audiodeskriptionen bei Multimedia-Inhalten. Zudem sind gesetzliche Anforderungen wie z.B. die EU-Richtlinie 2016/2102 zu beachten, die Standards für die Barrierefreiheit digitaler Angebote setzen (Das europäische Parlament 2016a). Die Einhaltung dieser Vorgaben und die Umsetzung von Best Practices in der App-Entwicklung sichern nicht nur die rechtliche Compliance, sondern fördern auch eine inklusive Nutzungserfahrung.

6. Marketing und Monetarisierung

Die erfolgreiche Einführung und Skalierung einer eHealth-Anwendung wie "SchwangerPlus" erfordert nicht nur eine solide technische und rechtliche Grundlage, sondern auch eine durchdachte Marketing- und Monetarisierungsstrategie. Im Kontext der digitalen Gesundheitslandschaft und unter Berücksichtigung des DVG sowie des DVPMG sowie den sich mehr und mehr etablierenden DiGAs gewinnen diese Strategien an Komplexität aber auch Chancen.

6.1. Zielgruppenanalyse und Marktpositionierung

Die effektive Marktpositionierung der "SchwangerPlus"-App erfordert eine tiefgehende Zielgruppenanalyse. Schwangere und ihre Partner*innen stehen zwar im Mittelpunkt, aber auch Gesundheitsdienstleister wie Ärzte und Hebammen sind relevante Stakeholder. Die Analyse sollte demografische Daten, Bedürfnisse, Präferenzen und digitale Kompetenzen umfassen, um die App-Funktionalitäten und das Marketing darauf abzustimmen. Die Einhaltung der durch das DVG und DVPMG gesetzten Standards verspricht dabei nicht nur eine hohe Qualität und Sicherheit, sondern kann auch als ein zentrales Marketingargument dienen.

Die "SchwangerPlus"-App richtet sich primär an schwangere Frauen verschiedener Altersgruppen und sozioökonomischer Hintergründe, die nach zuverlässigen Informationen und Unterstützung rund um die Schwangerschaft suchen. Sie legt Wert auf die Bereitstellung einer Plattform für Informationsaustausch, gesundheitliche Überwachung und Vorbereitung auf die Geburt. Partner und Familienangehörige bilden die sekundäre Zielgruppe, die sich durch ein starkes Engagement im Schwangerschaftsprozess auszeichnet und nach Wegen sucht, praktische und emotionale Unterstützung zu bieten. Medizinisches Fachpersonal als tertiäre Zielgruppe benötigt effiziente digitale Kommunikationswege und Tools zur Patientenüberwachung und -beratung. Die erfolgreiche Ansprache dieser Zielgruppen durch spezifisch zugeschnittene Funktionen und Inhalte ist entscheidend für die Akzeptanz und den Nutzen der "SchwangerPlus"-App in der Schwangerschaftsbetreuung.

6.2. Marketingstrategien für die „SchwangerPlus" App

Für die erfolgreiche Vermarktung der "SchwangerPlus"-App ist ein vielschichtiger Marketingansatz erforderlich, der die unterschiedlichen Bedürfnisse der Zielgruppen adressiert und das Vertrauen in die App stärkt. Durch zielgruppenspezifische Kommunikation, digitales Content-Marketing und Search Engine Optimization (SEO), Partnerschaften mit Gesundheitseinrichtungen und Influencern, sowie die Möglichkeit einer DiGA-Zulassung, lässt sich die Reichweite und Akzeptanz der App erhöhen. Interaktive Features und ein Feedbacksystem fördern das Nutzerengagement, während Werbe- und Anreizprogramme neue und bestehende Nutzer motivieren. Die klare Kommunikation von Datenschutzmaßnahmen gewährleistet Transparenz und Sicherheit. Dieser umfassende Marketingansatz zielt darauf ab, die "SchwangerPlus"-App als vertrauenswürdige, benutzerfreundliche und wertvolle Ressource für Schwangere, ihre Familien und Fachpersonal zu etablieren. Die Berücksichtigung von DVG und DVPMG in der Kommunikation unterstreicht die Seriosität und den Mehrwert der App im regulierten Gesundheitsmarkt.

6.3. Umsatzgenerierung: Premiumfunktionen, Partnerschaften und Werbung, Nutzung von eHealth-Gesetzen zur Förderung der Vermarktung

Die Monetarisierungsstrategie kann auf einem Freemium-Modell basieren, bei dem Grundfunktionen kostenlos sind, während erweiterte Funktionen, wie personalisierte Beratung oder spezielle Inhalte, kostenpflichtig sind. Partnerschaften mit Gesundheitsdienstleistern und Sponsoring durch relevante Industrien (z.B. Babypflegeprodukte) können zusätzliche Einnahmequellen erschließen. Werbung sollte jedoch sorgfältig gehandhabt werden, um das Vertrauen der Nutzer*innen nicht zu gefährden.

Das DVG und DVPMG bieten neue Möglichkeiten für die Vermarktung von eHealth-Anwendungen. Die Anerkennung als DiGA kann beispielsweise den Weg für die Kostenübernahme durch die gesetzliche Krankenversicherung ebnen. Laut GKV-Spitzenverband liegt die durchschnittliche Vergütung pro verordneter Anwendung bei 593€ (GKV-Spitzenverband 2024). Neben der aktuell lukrativen

Vergütungssituation können z.B. auch verordnende Ärzt*innen Verlaufskontrollen über die Pauschale 86700 entsprechend des einheitlichen Bewertungsmaßstabs (EBM) mit 7,12€ abrechnen, was für die Ärzteschaft auch einen gewissen Anreiz zur Verordnung einer DiGA setzen kann. Darüber hinaus kann die Erfüllung der hohen Anforderungen dieser Gesetze an Datenschutz und Sicherheit als Qualitätsmerkmal in der Kommunikation gegenüber Endnutzer*innen und Partnern im Gesundheitswesen hervorgehoben werden. Allerdings muss berücksichtigt werden, dass der Zulassungsprozess über das BfArM langwierig und mit nicht unerheblichen Kosten verbunden ist, so dass dies sowohl in der zeitlichen, aber auch monetären Planung Berücksichtigung finden muss.

Durch die Integration dieser Elemente in die Marketing- und Monetarisierungsstrategie kann "SchwangerPlus" nicht nur seine Marktposition festigen, sondern auch einen wertvollen Beitrag zur digitalen Gesundheitsversorgung leisten. Die Berücksichtigung gesetzlicher Rahmenbedingungen und die Ausrichtung auf die Bedürfnisse der Zielgruppe sind dabei entscheidend für den Erfolg.

7. DISKUSSION

Die "SchwangerPlus"-App repräsentiert einen innovativen Ansatz in der digitalen Gesundheitsversorgung für Schwangere, bietet jedoch Anlass zu einer differenzierten Betrachtung sowohl ihrer Potenziale als auch ihrer Grenzen.

Die Bereitstellung evidenzbasierter Informationen, die von medizinischen Fachkräften überprüft wurden, ist ein wesentliches Merkmal der "SchwangerPlus"-App. Dies adressiert das Bedürfnis nach qualitätsgesicherter Information, die für die Gesundheitskompetenz von Schwangeren entscheidend ist. Jedoch ist die Qualität der Informationsvermittlung stark von der Aktualität und Relevanz der Inhalte abhängig. Die Dynamik medizinischer Forschung erfordert eine kontinuierliche Aktualisierung und Überprüfung der bereitgestellten Informationen, was eine erhebliche Ressource darstellt. Zudem kann die Personalisierung der Inhalte, obwohl sie die Relevanz und den Nutzen der Informationen erhöht, unbeabsichtigt zu einer Informationsüberlastung führen, was die Entscheidungsfindung der Nutzerinnen erschwert. Es existieren bereits speziell für mHealth-Apps entwickelte Qualitätsbewertungstools, die darauf abzielen, die Qualität von Apps sicherzustellen (Llorens-Vernet und Miró 2020; Stoyanov et al. 2015).

Während die App einen verbesserten Zugang zu maßgeschneiderten und evidenzbasierten Informationen verspricht und damit die Gesundheitskompetenz der Nutzer*innen fördern soll, könnten potentiell nicht alle Zielgruppen gleichermaßen von digitalen Gesundheitsinformationen profitieren. Dies kann die digitale Kluft verstärken und Nutzer*innen mit geringeren digitalen Kompetenzen benachteiligen (Schnall et al. 2016). Die Möglichkeit zur persönlichen Gesundheitsüberwachung und zum Datenmanagement birgt das Risiko der Überdiagnostik und kann bei Fehlinterpretation der Daten zu unnötiger Beunruhigung führen (Lupton 2013). Zudem könnte die Betonung der Selbstverantwortung für die Gesundheitsversorgung die Autonomie der Schwangeren untergraben, indem sie Druck und Stress erzeugt, statt sie zu ermächtigen (Mol 2011, 2008).

Die App muss sicherstellen, dass sie ethische Prinzipien, insbesondere im Hinblick auf Autonomie und informierte Zustimmung, respektiert (Jörlemann 2000). Die

Nutzerinnen müssen vollständig über die Art und Weise, wie ihre Daten verwendet werden, aufgeklärt werden und die Kontrolle über diese Daten behalten (Albrecht und Fangerau 2015). Darüber hinaus muss die App einen inklusiven Ansatz verfolgen, der sicherstellt, dass alle Schwangeren, unabhängig von ihrem sozioökonomischen Hintergrund oder ihrer digitalen Kompetenz, von der App profitieren können.

Ein weiterer Punkt, der kritisch betrachtet werden muss, sind Kosten sowohl in der Entwicklung, als auch im Falle einer DiGA Zulassung für das Gesundheitssystem. So wird für die DiGA Zulassung der Nutzennachweis entsprechend des MPGs gefordert, was mit einem erheblichen Studienaufwand und Kosten verbunden ist. Neben den Lohnkosten der Entwickler müssen hier auch Honorare der Studienärzt*innen, Study Nurses und z.B. Statistiker berücksichtigt werden. Neben diesen Herstellungskosten können auch eine nicht zu vernachlässigende Belastung für das GKV-Wesen entstehen. So berichtet der GKV-Spitzenverband von Durchschnittspreisen von 593€ pro verordneter DiGA, welche das Gesundheitssystem belasten können (GKV-Spitzenverband 2024). Es sei nochmals angemerkt, dass laut SGB V jeder gesetzlich Versicherte Anspruch auf eine DiGA-Versorgung hat.

Die Nutzung von eHealth-Apps durch Patienten kann problematisch sein, da stets ein laufendes Gerät erforderlich ist und oft eine Datenübertragung notwendig wird (Bucci et al. 2019). Eine Studie erwähnte potenzielle Kosten für Apps als Bedenken (Beer et al. 2020). Ein weiteres Problem für Patienten ist die fehlende Möglichkeit, Apps vor dem Kauf zu testen und zu bewerten. Diese Kosten müssen üblicherweise von den Patienten getragen werden und könnten zu sozioökonomischen Ungleichheiten führen. Ein ähnliches Problem besteht darin, dass es keine Gelegenheit gibt, Apps vor dem Kauf zu testen und zu evaluieren (Minen et al. 2021). Wie bei traditionellen Gesundheitsdienstleistungen benötigen auch Gesundheitsdienstleister Zeit, um mHealth-Apps in ihre Behandlung zu integrieren. Diese Bemühungen werden jedoch oft nicht vergütet. Daher forderten Anbieter, dass die Zeit, die für mHealth-Interventionen aufgewendet wird, genauso entschädigt wird wie Behandlungen von Angesicht zu Angesicht (Mohr et al. 2021).

Im Bereich des Datenschutzes und der Datensicherheit stellt die Einhaltung der DSGVO und anderer relevanter Gesetzgebungen eine fundamentale Herausforderung dar. Die Implementierung effektiver Datenschutz- und

Sicherheitsmaßnahmen ist komplex und erfordert fortlaufende Anpassungen an technologische und rechtliche Entwicklungen. Datenschutzverletzungen in anderen Bereichen des Gesundheitssektors verdeutlichen, dass selbst strenge Vorschriften und Maßnahmen nicht immer ausreichenden Schutz bieten (Kruse et al. 2017). Die gesetzlichen Anforderungen können zudem insbesondere für kleinere Entwickler eine erhebliche Belastung darstellen, da die Integration von Datenschutzprinzipien von Anfang an ("Privacy by Design") umfangreiche Ressourcen und spezifische Expertise erfordert.

8. Fazit und Ausblick

Die umfassende Analyse der "SchwangerPlus"-App hat mehrere Kernergebnisse hervorgebracht, die das Potential digitaler Technologien in der Schwangerschaftsbetreuung unterstreichen. Durch die Integration von Funktionen wie personalisierten Gesundheitsinformationen, Tracking von Schwangerschaftsfortschritten und direkten Kommunikationskanälen zu medizinischen Fachkräften bietet die App eine innovative Plattform, die den Bedürfnissen und Erwartungen moderner Nutzer entspricht. Die Evaluation der App zeigt, dass sie nicht nur das Wohlbefinden und die Gesundheit von Schwangeren unterstützen kann, sondern auch zur Effizienzsteigerung im Gesundheitswesen beitragen kann, indem sie Ressourcen optimiert und Informationsflüsse verbessert.

Die "SchwangerPlus"-App leistet einen bedeutenden Beitrag zur modernen Schwangerschaftsbetreuung, indem sie digitale Lösungen mit dem Ziel der Gesundheitsförderung und Prävention integriert. Die App ermöglicht es Schwangeren, ihre Gesundheitsdaten in Echtzeit zu überwachen, fördert das Verständnis für gesunde Lebensweisen und unterstützt eine proaktive Teilnahme am Betreuungsprozess. Diese partizipative Gesundheitsversorgung trägt zu einer höheren Patientenzufriedenheit und möglicherweise zu besseren Gesundheitsergebnissen bei. Darüber hinaus erleichtert die App den Zugang zu qualitativ hochwertigen Informationen und medizinischer Betreuung, was besonders in unterversorgten Regionen oder für Personen mit eingeschränktem Zugang zum Gesundheitssystem von Vorteil sein kann.

Die Implementierung und fortlaufende Entwicklung der "SchwangerPlus"-App steht exemplarisch für das transformative Potential digitaler Gesundheitsanwendungen. Es wird deutlich, dass der Erfolg solcher Innovationen nicht nur von technologischer Exzellenz, sondern auch von der Berücksichtigung ethischer, rechtlicher und sozialer Rahmenbedingungen abhängt. Die positive Resonanz auf die App verdeutlicht die Bereitschaft von Nutzern, digitale Lösungen in ihre Gesundheitsversorgung zu integrieren, und bietet Anlass zur Optimierung und Erweiterung der Funktionalitäten.

Für die zukünftige Forschung ergeben sich diverse Ansatzpunkte, darunter die Untersuchung langfristiger Auswirkungen der App-Nutzung auf die Schwangerschaftsbetreuung, die Weiterentwicklung personalisierter

Betreuungsansätze unter Einsatz von KI und Big Data sowie die Erforschung der Übertragbarkeit des App-Konzepts auf andere Bereiche der Gesundheitsversorgung. Zudem ist eine vertiefte Auseinandersetzung mit den Datenschutz- und Sicherheitsaspekten digitaler Gesundheitsanwendungen erforderlich, um Vertrauen und Akzeptanz bei den Nutzern zu stärken und die nachhaltige Integration in das Gesundheitssystem zu fördern.

Abschließend lässt sich festhalten, dass die "SchwangerPlus"-App einen wertvollen Beitrag zur digitalen Transformation der Schwangerschaftsbetreuung leisten kann. Sie repräsentiert einen Schritt hin zu einer integrativeren, personalisierten und zugänglichen Gesundheitsversorgung, die das Potential hat, die Lebensqualität von Schwangeren signifikant zu verbessern. Die kontinuierliche Forschung und Entwicklung in diesem Bereich wird entscheidend sein, um die Chancen digitaler Technologien voll auszuschöpfen und die Herausforderungen der modernen Gesundheitsversorgung zu meistern.

LITERATURVERZEICHNIS

ACOG Practice Bulletin No. 202: Gestational Hypertension and Preeclampsia (2019). In: *Obstetrics and gynecology* 133 (1), S. 1.

Albrecht, Urs-Vito; Fangerau, Heiner (2015): Do Ethics Need to be Adapted to mHealth? In: *Studies in health technology and informatics* 213, S. 219–222.

Alipour, Zahra; Kazemi, Ashraf; Kheirabadi, Gholamreza; Eslami, Ahmad-Ali (2020): Marital communication skills training to promote marital satisfaction and psychological health during pregnancy: a couple focused approach. In: *Reproductive Health* 17. DOI: 10.1186/s12978-020-0877-4.

Altmann, Patrick; Ponleitner, Markus; Monschein, Tobias; Krajnc, Nik; Zulehner, Gudrun; Zrzavy, Tobias et al. (2022): Feasibility of a smartphone app to monitor patient reported outcomes in multiple sclerosis: The haMSter interventional trial. In: *Digital health* 8, 20552076221135387. DOI: 10.1177/20552076221135387.

Beer, Jenay M.; Smith, Kasey N.; Kennedy, Taylor; Mois, George; Acena, Dane; Gallerani, David G. et al. (2020): A Focus Group Evaluation of Breathe Easier: A Mindfulness-Based mHealth App for Survivors of Lung Cancer and Their Family Members. In: *American journal of health promotion : AJHP* 34 (7), S. 770–778. DOI: 10.1177/0890117120924176.

BfArM (2020): The Fast-Track Process for Digital Health Applications (DiGA) according to Section 139e SGB V. A Guide for Manufacturers, Service Providers and Users. Online verfügbar unter https://www.bfarm.de/SharedDocs/Downloads/EN/MedicalDevices/DiGA_Guide.html, zuletzt geprüft am 29.02.2024.

Bucci, Sandra; Berry, Natalie; Morris, Rohan; Berry, Katherine; Haddock, Gillian; Lewis, Shôn; Edge, Dawn (2019): "They Are Not Hard-to-Reach Clients. We Have Just Got Hard-to-Reach Services." Staff Views of Digital Health Tools in Specialist Mental Health Services. In: *Frontiers in psychiatry* 10, S. 344. DOI: 10.3389/fpsyt.2019.00344.

Carpenter, Christopher J. (2010): A meta-analysis of the effectiveness of health belief model variables in predicting behavior. In: *Health communication* 25 (8), S. 661–669. DOI: 10.1080/10410236.2010.521906.

Das europäische Parlament (2016a): Richtlinie (EU) 2016/2102 des Europäischen Parlaments und des Rates vom 26. Oktober 2016 über den barrierefreien Zugang zu den Websites und mobilen Anwendungen öffentlicher Stellen. Online verfügbar unter https://eur-lex.europa.eu/legal-content/DE/TXT/?uri=CELEX%3A32016L2102, zuletzt geprüft am 29.02.2024.

Das europäische Parlament (2016b): VERORDNUNG (EU) 2016/679 DES EUROPÄISCHEN PARLAMENTS UND DES RATES vom 27. April 2016 zum Schutz natürlicher Personen bei der Verarbeitung personenbezogener Daten, zum freien Datenverkehr und zur Aufhebung der Richtlinie 95/46/EG (Datenschutz-Grundverordnung).

Fiordelli, Maddalena; Diviani, Nicola; Schulz, Peter J. (2013): Mapping mHealth research: a decade of evolution. In: *Journal of medical Internet research* 15 (5), e95. DOI: 10.2196/jmir.2430.

GKV-Spitzenverband (2024): Fokus: Digitale Gesundheitsanwendungen (DiGA). Online verfügbar unter https://www.gkv-spitzenverband.de/gkv_spitzenverband/presse/fokus/fokus_diga.jsp, zuletzt geprüft am 29.02.2024.

Jörlemann, Christiane (2000): Ethik und Telemedizin. Herausforderung für die Arzt-Patienten-Beziehung. Münster: LIT (Studien der Moraltheologie. Abt. Beihefte, Bd. 8).

Klasnja, Predrag; Pratt, Wanda (2012): Healthcare in the pocket: mapping the space of mobile-phone health interventions. In: *Journal of biomedical informatics* 45 (1), S. 184–198. DOI: 10.1016/j.jbi.2011.08.017.

Kraschnewski, Jennifer L.; Chuang, Cynthia H.; Poole, Erika S.; Peyton, Tamara; Blubaugh, Ian; Pauli, Jaimey et al. (2014): Paging "Dr. Google": does technology fill the gap created by the prenatal care visit structure? Qualitative focus group study with pregnant women. In: *Journal of medical Internet research* 16 (6), e147. DOI: 10.2196/jmir.3385.

Kruse, Clemens Scott; Frederick, Benjamin; Jacobson, Taylor; Monticone, D. Kyle (2017): Cybersecurity in healthcare: A systematic review of modern threats and trends. In: *Technology and health care : official journal of the European Society for Engineering and Medicine* 25 (1), S. 1–10. DOI: 10.3233/THC-161263.

Lee, Mauricette; Bin Mahmood, Abu Bakar Shakran; Lee, Eng Sing; Smith, Helen Elizabeth; Tudor Car, Lorainne (2023): Smartphone and Mobile App Use Among Physicians in Clinical Practice: Scoping Review. In: *JMIR mHealth and uHealth* 11, e44765. DOI: 10.2196/44765.

Liu, Fang; Song, Ting; Yu, Ping; Deng, Ning; Guan, Yingping; Yang, Yang; Ma, Yuanji (2023): Efficacy of an mHealth App to Support Patients' Self-Management of Hypertension: Randomized Controlled Trial. In: *Journal of medical Internet research* 25, e43809. DOI: 10.2196/43809.

Llorens-Vernet, Pere; Miró, Jordi (2020): The Mobile App Development and Assessment Guide (MAG): Delphi-Based Validity Study. In: *JMIR mHealth and uHealth* 8 (7), e17760. DOI: 10.2196/17760.

Lupton, Deborah (2013): Quantifying the body: monitoring and measuring health in the age of mHealth technologies. In: *Critical Public Health* 23 (4), S. 393–403. DOI: 10.1080/09581596.2013.794931.

Luxton, David D.; Kayl, Robert A.; Mishkind, Matthew C. (2012): mHealth data security: the need for HIPAA-compliant standardization. In: *Telemedicine journal and e-health : the official journal of the American Telemedicine Association* 18 (4), S. 284–288. DOI: 10.1089/tmj.2011.0180.

May, Carl R.; Eton, David T.; Boehmer, Kasey; Gallacher, Katie; Hunt, Katherine; MacDonald, Sara et al. (2014): Rethinking the patient: using Burden of Treatment Theory to understand the changing dynamics of illness. In: *BMC health services research* 14, S. 281. DOI: 10.1186/1472-6963-14-281.

Minen, Mia T.; Gopal, Ariana; Sahyoun, Gabriella; Stieglitz, Eric; Torous, John (2021): The Functionality, Evidence, and Privacy Issues Around Smartphone Apps for the Top Neuropsychiatric Conditions. In: *The Journal of neuropsychiatry and clinical neurosciences* 33 (1), S. 72–79. DOI: 10.1176/appi.neuropsych.19120353.

Mohr, David C.; Azocar, Francisca; Bertagnolli, Andrew; Choudhury, Tanzeem; Chrisp, Paul; Frank, Richard et al. (2021): Banbury Forum Consensus Statement on the Path Forward for Digital Mental Health Treatment. In: *Psychiatric services (Washington, D.C.)* 72 (6), S. 677–683. DOI: 10.1176/appi.ps.202000561.

Mol, Annemarie (2011, 2008): The logic of care. Health and the problem of patient choice. London, New York: Routledge.

Nielsen, Jakob (2009): Usability engineering. [17. Dr.]. Amsterdam [u.a.]: Kaufmann.

Nissen, Michael; Barrios Campo, Nuria; Flaucher, Madeleine; Jaeger, Katharina M.; Titzmann, Adriana; Blunck, Dominik et al. (2023): Prevalence and course of pregnancy symptoms using self-reported pregnancy app symptom tracker data. In: *NPJ digital medicine* 6 (1), S. 189. DOI: 10.1038/s41746-023-00935-3.

O'Connor, Annette M.; Bennett, Carol L.; Stacey, Dawn; Barry, Michael; Col, Nananda F.; Eden, Karen B. et al. (2009): Decision aids for people facing health treatment or screening decisions. In: *The Cochrane database of systematic reviews* (3), CD001431. DOI: 10.1002/14651858.CD001431.pub2.

O'Higgins, A.; Murphy, O. C.; Egan, A.; Mullaney, L.; Sheehan, S.; Turner, M. J. (2014): The use of digital media by women using the maternity services in a developed country. In: *Irish medical journal* 107 (10), S. 313–315.

Paton, C.; Hansen, M.; Fernandez-Luque, L.; Lau, A. Y. S. (2012): Self-Tracking, Social Media and Personal Health Records for Patient Empowered Self-Care. Contribution of the IMIA Social Media Working Group. In: *Yearbook of medical informatics* 7, S. 16–24.

Rodger, D.; Skuse, A.; Wilmore, M.; Humphreys, S.; Dalton, J.; Flabouris, M.; Clifton, V. L. (2013): Pregnant women's use of information and communications technologies to access pregnancy-related health information in South Australia. In: *Australian journal of primary health* 19 (4), S. 308–312. DOI: 10.1071/PY13029.

Schnall, Rebecca; Morrison, Leanne; Kaufman, Neal; Sawesi, Suhila; Rashrash, Mohamed; Phalakornkule, Kanitha et al. (2016): The Impact of Information Technology on Patient Engagement and Health Behavior Change: A Systematic Review of the Literature. In: *JMIR Medical Informatics* 4 (1). DOI: 10.2196/medinform.4514.

Shelton, Jaclyn; Casey, Sierra; Puhl, Nathan; Buckingham, Jeanette; Yacyshyn, Elaine (2021): Electronic patient-reported outcome measures using mobile health technology in rheumatology: A scoping review. In: *PloS one* 16 (7), e0253615. DOI: 10.1371/journal.pone.0253615.

Smith, Melissa; Mitchell, Annaleise S.; Townsend, Michelle L.; Herbert, Jane S. (2020): The relationship between digital media use during pregnancy, maternal psychological wellbeing, and maternal-fetal attachment. In: *PloS one* 15 (12), e0243898. DOI: 10.1371/journal.pone.0243898.

Solomon, Daniel H.; Dalal, Anuj K.; Landman, Adam B.; Santacroce, Leah; Altwies, Hallie; Stratton, Jackie; Rudin, Robert S. (2022): Development and Testing of an Electronic Health Record-Integrated Patient-Reported Outcome Application and Intervention to Improve Efficiency of Rheumatoid Arthritis Care. In: *ACR open rheumatology* 4 (11), S. 964–973. DOI: 10.1002/acr2.11498.

Statista (2015): Nutzung von Digital Health-Applikationen und -Services im Bereich Fitness- Training/Tracking/Monitoring in Deutschland nach Alter und Geschlecht 2015. Hg. v. Statista. Online verfügbar unter https://de.statista.com/statistik/daten/studie/454386/umfrage/nutzung-digitaler-apps-und-services-im-bereich-fitness-training-tracking-monitoring/, zuletzt aktualisiert am 29.02.2024.

Stoyanov, Stoyan R.; Hides, Leanne; Kavanagh, David J.; Zelenko, Oksana; Tjondronegoro, Dian; Mani, Madhavan (2015): Mobile app rating scale: a new tool for assessing the quality of health mobile apps. In: *JMIR mHealth and uHealth* 3 (1), e27. DOI: 10.2196/mhealth.3422.

World Health Organization (2011): MHealth. New horizons for health through mobile technologies. Geneva: World Health Organization (Global observatory for eHealth series, v. 3).

World Health Organization (2016): WHO recommendations on antenatal care for a positive pregnancy experience. Geneva: World Health Organization.